MAGNÉTISME. — SOMNAMBULISME. — HYPNOTISME.

CONSIDÉRATIONS NOUVELLES

SUR LE

SYSTÈME NERVEUX

SES FONCTIONS ET SES MALADIES.

CONSIDÉRATIONS NOUVELLES

SUR LE

SYSTÈME NERVEUX

SES FONCTIONS ET SES MALADIES;

PAR

T. DUNAND,

Médecin de la Faculté de Paris,
Ex-Médecin auxiliaire de l'hôpital militaire de Lyon.

Sanguis moderator nervorum.
HIPPOCRATE.

PARIS

LEDOYEN, LIBRAIRE-ÉDITEUR,

GALERIE D'ORLÉANS, 31 (PALAIS-ROYAL),

ET CHEZ L'AUTEUR, RUE DE LA CHAUSSÉE-D'ANTIN, 48.

1860.

Désirant soumettre aux gens du monde, aussi bien qu'aux médecins, les importants phénomènes physiologiques que l'étude du système nerveux m'a permis de constater, j'ai dû, pour être compris des premiers, éviter les mots techniques et les citations d'auteurs, rester, en un mot, aussi laconique que possible, afin de ne pas égarer le lecteur dans les profondeurs d'une longue dissertation. Je tâcherai, cependant, d'être assez médical dans mon langage pour être à la hauteur de la science.

Ce que je vais écrire est le résumé de longues et patientes recherches.

Je touche à des questions encore bien controversées, sur lesquelles je voudrais pouvoir jeter un nouveau jour.

Je dirai donc à mes confrères : Si les explications que je fournis ne sont pas concluantes, venez m'éclairer de votre expérience, contrôlez mes opinions avec la loyauté qui doit procéder à toute étude, et que *lumière soit faite !*

SYSTÈME NERVEUX

SES FONCTIONS ET SES MALADIES.

I.

Il est établi dans le monde, et chez la plupart des médecins comme axiome, comme vérité incontestable : *qu'il n'y a rien à faire aux maladies nerveuses !*

Si c'est peu consolant pour le malade, cela est encore moins satisfaisant pour le médecin qui s'est pris de belle passion pour la science, pour l'humanité, et qui croit fermement au progrès incessant de l'une et de l'autre. — Doit-il donc aussi courber la tête, et ne pas tenter de démentir une si triste proposition ?

Évidemment il cherchera, et cherchera avec l'énergie qui anime tous ceux qui ont foi au bien.

Examinons donc ensemble, si dans l'état actuel de la science on a une connaissance parfaite du système nerveux.

II.

Commençons par l'anatomie.

Que justice soit rendue à la patience et au talent de nos habiles professeurs. Tout est disséqué et mis à jour avec soin depuis le cerveau, qui est considéré comme centre nerveux, jusqu'aux filets microscopiques. — On suit le point de départ et le point d'arrivée de chaque rameau, on en voit la distribution.

Pénétrons maintenant plus loin, et demandons aux physiologistes quelles sont les fonctions de cet appareil? Ce sont, vous diront-ils, les organes de la sensibilité et du mouvement; mais c'est tout ce que vous obtiendrez de satisfaisant. — Comment sont-ils organes de sensibilité ou de mouvement? — Vous ne trouvez que dissertations, réfutations, et, au bout de tout, on se refuse à conclure.

Tous admettent que la volonté a un empire sur le système nerveux, et quelques-uns prétendent que c'est à l'aide d'un influx nerveux, déplacé par le vouloir, que les mouvements sont transmis à l'organisme. — Mais quel est cet influx, quelle est sa nature? — Là encore discussions, oppositions, combats. — Certains, ayant remarqué le rapport qu'il y a entre les phénomènes électriques et ceux produits par la volonté sur cet influx nerveux, ont voulu lui assigner une nature électrique. Mais les classiques purs se sont bien vite récriés, disant que des expériences physiques avaient prouvé que la fibre nerveuse n'était pas conductrice d'électricité, que les idées émises par les électro-nervistes étaient illusoires. — Ils ont imaginé alors des théories basées sur les lois de mécanique physique ; mais sans rien prouver à leur tour. — Voyant les effets de l'électricité sur les membres paralysés, ils ont voulu soutenir, encore là, que la conductibilité n'était pas due aux filets nerveux, mais aux masses musculaires elles-mêmes.

Enfin, on a voulu tout matérialiser, tout mathématiser, et, parce qu'on n'a pu peser et mesurer ces émanations de la volonté, on les a niées. — Cependant, il suffirait d'une réflexion bien simple pour élucider la question ; et je vais le faire.

III.

Tant que les filets nerveux sont en rapport avec le cerveau, où la volonté semble avoir pris demeure, le mouvement s'accomplit dans le membre, ou dans la partie à laquelle se distribue ce rameau nerveux ; et cela aussi promptement que la pensée s'est produite. Si, au contraire, les nerfs en question se trouvent coupés, et qu'ils n'aient plus de liaison intime avec le cerveau ou la moelle épinière, la volonté agit en vain, aucun mouvement ne se produit, il y a paralysie.

Ce fait, il me semble, est une preuve irrécusable que la volonté déplace un stimulus quelconque, dont les nerfs sont porteurs, et qui se perd dans les muscles où le nerf s'arrête. — Si c'étaient les muscles qui fussent conducteurs, le mouvement aurait lieu quand même ; mais le muscle reste inerte sitôt que le filet nerveux est détruit, donc celui-ci joue réellement dans notre corps le rôle d'un fil électrique, conducteur d'un principe de nature identique à l'électricité, mais trop subtil et de nature trop élevée pour que nos instruments de physique puissent le déceler.

IV.

Je viens de parler des nerfs soumis à la volonté ; mais il en est d'autres qui échappent à son empire, et qui me serviront cependant, pour plaider encore en faveur de mon opinion : — Je veux parler de ceux qui sont spécialement affectés au mouvement des organes essentiels de la vie : cœur, estomac, poumon. — (En effet, nous ne pouvons ordonner au cœur de battre, ni à l'estomac de digérer, et c'est là un fait admirable de la providence, qui n'a pas voulu que nous fussions maîtres de notre existence.) Eh bien, tant que l'union existe entre ces nerfs et le cerveau, la vie existe ; mais, si on les en sépare par une section, bien plus, si on pique seulement le bulbe rachidien à leur origine, la mort est instantanée. — Pourquoi cela ?

C'est que vous avez détruit le stimulus, ou courant nerveux qui existait, et que paralysie s'en est suivie, comme dans le premier cas cité plus haut ; mais, comme cette paralysie a frappé des organes essentiels, la mort en a été la conséquence. — De ceci, nous devons conclure qu'il existe en nous un courant nerveux constant qui entretient la vie. — Dès que ce courant est interrompu, il y a mortification ; s'il est amoindri, il y a engourdissement, maladie.

Aussi, les magnétistes, qui croient à ce que je viens de développer ; les électriseurs, qui ont vu les résultats obtenus dans certains cas en rendant à la partie malade, au moyen d'appareils spéciaux, le stimulus qu'elle n'avait pas assez ou qu'elle n'avait plus, ont-ils cru avoir trouvé un moyen infaillible de guérir toutes les maladies.

Ce fut là leur tort, et, c'est en voulant trop attribuer au magnétisme ou à l'électricité, que l'un a été voué au ridicule, et que l'autre ne produira que des œuvres incomplètes. Il en est de même des gens qui, ayant produit les effets merveilleux que comporte le magnétisme animal, se sont laissés entraîner dans le spiritisme, et ont cru alors tenir en main une puissance spirituelle, commandant aux corps à la manière du Christ ou de ses apôtres, à l'aide de laquelle ils pouvaient tout faire rentrer dans l'ordre. — Erreur encore bien grave, car l'homme n'est pas tout esprit; il n'est pas tout matière, il n'est pas tout magnétisme ou électricité; mais bien un composé de ces divers éléments.

La sagesse est d'étudier en quelle proportion chacun de ces principes contribue à la vie ; alors on fera de la saine médecine. On pourra même aller plus loin, et faire de la saine philosophie, ayant une exacte connaissance des rapports de l'esprit et du corps ; mais là n'est point notre sujet.

V.

Deux choses empêchent le magnétisme ou l'électricité de faire des cures complètes, d'être une panacée universelle : l'état du sang et l'état des organes en général.— Hippocrate a posé cet axiome immortel : *sanguis modera-*

tor nervorum, (le sang est le modérateur des nerfs); il supposait que c'était en nourrissant les nerfs que le sang les calmait. Je crois qu'il y a encore une autre cause, et qu'elle se rattache à ces phénomènes de circulation nerveuse que j'ai développés.

Tout le monde sait que notre sang contient du fer; et, jusqu'à ce jour, tout en attribuant à ce métal une action tonique, reconstituante, on n'a pu savoir en vertu de quelle propriété il agissait. Pour moi, j'ai la certitude qu'il joue dans notre organisme le rôle qu'il joue dans la nature, celui d'aimant, et qu'il attire et fixe sur nous l'électricité vitale. En effet, voyez ce qui se passe dans les affections nerveuses, si nombreuses et si variées, lorsque le sang est appauvri : — à mesure qu'on lui rend ses principes ferrugineux on voit les nerfs s'apaiser. — Pourquoi cela? — C'est qu'en augmentant la proportion ferreuse vous avez augmenté la force d'attraction électrique. — Par contre, la masse d'électricité absorbée étant plus grande, le courant est devenu plus puissant; et, suivant avec énergie sa route naturelle, il oblige les nerfs à rentrer dans l'ordre.

D'un autre côté, nous avons démontré que, si le courant nerveux est faible, la vitalité est faible, et qu'il y a paralysie, s'il est nul. Ceci nous enseigne que la vie sera d'autant plus active en nous que le courant sera plus puissant.

C'est aussi ce qui a lieu chez les personnes dont le sang est riche en globules ferreux, parce qu'elles absorbent une masse d'électricité vitale proportionnelle en puissance à la force du sang. Cependant, il peut arriver que, malgré sa richesse, des obstacles soient apportés à la circulation du sang. Dans ce cas, le courant nerveux, que j'ai nommé CIRCULATION NERVEUSE, sera amoindri, n'étant plus sollicité régulièrement par les principes d'attraction; et il y aura maladie quand même.

Ces deux circulations sont liées d'une façon si intime qu'elles sont solidaires l'une de l'autre, et que l'une peut être rétablie par l'autre : — 1° Si, par une action électrique ou magnétique, nous augmentons la force du courant nerveux, celui-ci étant lié aux globules ferreux du sang, et par leur force attractive, et par la contiguïté qui existe entre les artères et les nerfs (puisque le créateur a mis partout dans le corps, en une même gaîne, ARTÈRE, NERF, VEINE), ces globules seront entraînés dans la direction qui leur sera imprimée par le courant nerveux; et ils rétabliront la marche du sang. — 2° De même, si on enlève par une médication appropriée les obstacles qui s'opposent à la circulation du sang, tels qu'engorgements viscéraux, altérations organiques, etc., on rétablira le courant nerveux en vertu du principe que j'ai indiqué ci-dessus, puisque les globules ferreux solliciteront à leur tour l'électricité où ils iront.

Bien que l'une des circulations puisse rétablir l'autre, j'ajouterai que le premier cas est celui qui offre le moins de chances de salut, parce qu'on ne pourra agir avec fruit, que si le sang possède toute son intégrité de constitution nutritive et attractive et si des obstacles trop sérieux ne sont pas apportés à l'action électrique ou magnétique par des altérations organiques. Sans cela, le mouvement imprimé n'aura que la durée de l'action exercée sur le système nerveux.

En effet, nous avons dit que la somme d'électricité

absorbée est égale à la force du sang, et la force du courant nerveux à la somme d'électricité. Par conséquent, sitôt que l'action électrique ou magnétique ne sera plus là pour doubler ou tripler l'absorption naturelle, le patient retombera dans son état primitif, dans son possible d'absorption. — On aurait agi, dans ce cas, de la même façon que l'on agirait en tournant avec le doigt les aiguilles d'une montre dont le mouvement ne serait pas régulier ; — une fois l'action brutale enlevée, la montre va selon qu'elle est plus ou moins encrassée ou désorganisée ; — tandis que, si on rend au sang la force et la richesse voulue par la nature, si on détruit les obstacles organiques qui peuvent s'opposer à sa marche régulière, le courant nerveux reprendra sa route normale, sans effort, d'après le mécanisme que j'ai indiqué dans ma deuxième proposition, et l'équilibre sera parfait, la vie active.

Ce que je viens de décrire établit, il me semble, l'opinion que j'ai émise, à savoir : que le magnétisme et l'électricité ne pouvaient faire des œuvres complètes à eux seuls ; qu'il fallait d'abord traiter le sang et les organes.

VI.

J'ai, dit d'autre part, qu'une maladie étant déclarée nerveuse, le médecin finissait presque toujours par avouer son impuissance. Il devait en être ainsi, car, portant ses coups contre un être qui n'est pas, il ne pouvait l'atteindre. — Il y aurait maladie nerveuse, s'il y avait altération des nerfs ; mais cela n'existe nullement, du moins dans les affections dont nous voulons parler ici, c'est-à-dire spasmes, vapeurs, névroses, névralgies.

Il n'y a dans ce cas que perturbation de sensations ou de fonctions; — or le filet nerveux ne peut pas créer une sensation, mais la subir. Il ne peut produire le mouvement par lui-même, mais bien par une puissance étrangère. En somme, c'est un être passif.

Donc les désordres qui seront produits viendront d'une action exercée à son préjudice par les choses avec lesquelles il est en rapport; donc il ne sera malade que par sympathie; — donc il n'y a pas de maladies nerveuses proprement dites.

Les causes qui peuvent troubler l'innervation et engendrer les maladies dont nous parlons sont si nombreuses et souvent si difficiles à reconnaître, qu'elles échapperaient à l'œil du médecin, si le Créateur prévoyant n'eût mis à notre disposition des moyens de diagnostic plus parfaits que nos sens grossiers, voire même que l'observation la plus sévère, puisée dans une longue pratique.

Un de ces moyens est le somnambulisme. Je ne veux point ici en faire un cours, ni faire son apologie; — mais, en quelques mots, je tâcherai de définir comment il peut être produit, son existence n'ayant presque plus besoin d'être démontrée.

VII.

J'ai établi que nous étions imprégnés d'électricité, et qu'elle produisait chez nous un courant constant. De même que deux pôles sont mis en contact par un fil, de même les hommés peuvent faire passer de l'un à l'autre, par le contact, l'électricité qu'ils possèdent chacun, établir ainsi un rapport d'équilibre parfait entre eux, et ne plus avoir qu'une même circulation nerveuse ; — j'ai dit l'action de la volonté sur l'influx nerveux, qui est déplacé par elle et porte le mouvement où la pensée l'indique ; — du moment où deux êtres seront liés magnétiquement, la volonté de l'un agira aussi bien sur le système nerveux de l'autre que sur le sien propre, puisque les deux ne feront qu'un.

C'est par ce fait que certains êtres, doués d'une organisation particulière, entrent dans la crise que l'on nomme sommeil magnétique, somnambulisme. Dans cet état, tous les sens du patient ont acquis une sensibilité extrême ; celui de la vue surtout semble s'être exalté par excellence, et il perçoit des choses cachées pour nous. Un somnambule bien dirigé est dans les mains d'un bon médecin un moyen bien précieux, non-seulement pour le diagnostic des maladies, mais pour la direction du traitement ; — on en tire un parti d'autant plus grand, que celui-ci aura pu recevoir une certaine éducation médicale ; et si tant de sottises sont faites par les somnambules généralement consultés, c'est qu'ils ne connaissent pas la médecine.

Néanmoins, ce moyen offre encore des imperfections ; car le magnétisé peut subir des influences : 1° De la part du malade avec qui il est en contact, et duquel généralement il endure les souffrances ; 2° De la part du magnétiseur, et même de la part des personnes qui peuvent être présentes. — Aussi, faut-il une grande pratique, une grande connaissance de tous ces phénomènes, pour éviter les erreurs. Cependant, je le répète, étant prévenu des dangers que j'indique on peut trouver dans le somnambulisme d'excellents conseils.

VIII.

Je dirai un mot, en terminant, d'un phénomène dont chacun vient d'être vivement préoccupé : je veux parler de l'hypnotisme.

Tout le monde sait qu'on le produit en plaçant un objet brillant à quinze ou vingt centimètres de la racine du nez. — Si on fait regarder cet objet par la personne que l'on veut hypnotiser, de façon que ses yeux convergent dans la direction du corps brillant ; cette personne devient insensible après quelques minutes.

Il y en a même qui ont offert des cas de lucidité semblables à celle des somnambules. Elles ont pu dire, par exemple : la monnaie contenue dans la bourse que quelqu'un avait dans sa poche, — l'heure qu'il était à une montre que l'on tenait cachée, — suivre une personne que l'on quittait et dire les visites qu'elle rendait, etc. — Et ces faits sont cités par un médecin qui, dans une brochure très-acerbe contre les magnétiseurs, cherche à démontrer que l'hypnotisme est la condamnation du magnétisme.

En tout cas, s'il a voulu perdre le magnétisme, il a été obligé d'avouer la double vue ; et c'est déjà quelque chose.

Mais remontons à l'apparition de l'hypnotisme, et voyons ce qui s'est passé.

Il y eut une crainte générale chez nos chefs d'école. Ils redoutèrent de voir le mesmériamisme sortir de là !!! Et, sous l'empire de la terreur que cette pensée leur causa, on ne fut pas éloigné de croire tout à fait qu'il en serait ainsi ; mais, peu à peu, on se rassura, on se réunit dans les sociétés médicales et chirurgicales, à l'Académie, afin de discuter la chose, et on finit par arrêter que : l'hypnotisme étant produit sans la participation d'une volonté étrangère, sans passes et sans manœuvres magnétiques, c'était la preuve irrécusable que toutes ces manœuvres des magnétiseurs n'étaient que des jongleries, que leur prétendu fluide n'existait que dans leur imagination, et de crier plus que jamais : sus aux mesmériens..., sus aux charlatans !!!

Il est triste réellement de voir tant de passion animer les uns contre les autres les membres de notre corps médical. Ceci ne sied pas à la dignité du médecin ; au lieu de s'injurier, comme d'habitude, on ferait bien mieux de s'entendre, afin que par la réunion d'avis donnés avec modération, on résolve une question pendante ; surtout comme l'est celle du magnétisme animal, depuis un siècle.

Je demande pardon à mes lecteurs de cette petite digression ; mais je n'ai pu résister au besoin de témoigner les regrets que j'exprime. Je reviens à mon sujet :

Tandis que de tous côtés se multipliaient les cas d'hypnotisme, et qu'on en cherchait la cause, M. Piorry monta à la tribune de l'Académie de médecine, et rappela à ses auditeurs que depuis plusieurs années il avait indiqué comme *aura* comme point de départ des crises d'épilepsie ou de catalepsie, une altération particulière des nerfs optiques. On fit le rapprochement de ces maladies avec les phénomènes fournis par l'hypnotisme; et on trouva une identité assez grande pour que l'on pût supposer que l'objet brillant placé devant les yeux déterminait instantanément cette altération des nerfs optiques ; de là, la crise.

C'est aussi mon opinion.

Or, la catalepsie est produite en dehors du magnétisme. — Il n'est donc pas étonnant que l'hypnotisme, qui est une catalepsie factice, soit produite en dehors du magnétisme.

Pour ce qui est de la lucidité qui s'est produite chez certains hypnotisés, c'est un trait de plus qui complète la ressemblance de cette crise avec la catalepsie. En effet, les cas de lucidité rencontrés dans la catalepsie, sont très-nombreux. On a vu des cataleptiques prédire l'arrivée d'une crise prochaine, l'heure à laquelle elle se produirait et les moyens de la combattre. — Ils ont pu étendre cette vue même aux choses qui leur étaient étrangères. — M. le docteur Comet, dans un ouvrage qu'il publie en ce moment sur le somnambulisme naturel, en cite un grand nombre de cas observés par des médecins et par lui-même, et de très-intéressants.

Pour moi, ces faits prouvent simplement que certains êtres peuvent être doués des facultés du somnambulisme. —Mais, chez les uns elles, seront produites en dehors du magnétisme; tandis que, chez d'autres, le concours de celui-ci est nécessaire.

Pour nier l'existence d'un fluide magnétique, il faut n'avoir jamais vu tressaillir un somnambule sous l'empire de la volonté du magnétiseur. — Il faut n'avoir jamais assisté à une consultation donnée par ce somnambule ; sans quoi on aurait vu de quelle façon les douleurs du malade se reportent sur lui ; c'est-à-dire comme le fait l'électricité d'un corps chargé d'électricité sur celui qui ne l'est pas. — Il faut n'avoir jamais été présent à ces effets produits au loin, à l'insu du magnétisé. — Il faut, en un mot, ou avoir une obstination extrême, ou n'avoir jamais expérimenté, ou vu expérimenter.

IX.

Il y a encore dans la nature une autre classe d'êtres doués d'une force d'intuition surprenante, en dehors de toute action magnétique, qui échappent par ce fait aux influences fâcheuses que j'ai signalées, et dont le secours est bien plus certain. — Cette force d'intuition, qui leur donne la vue pénétrante des somnambules, malgré l'état de veille, est née avec eux. — Ils ne peuvent ni la définir, ni l'expliquer. Ils vous répondent à toute question tendant à rechercher de quelle façon cette vue est produite : qu'ils regardent et qu'ils voient !... C'est un génie tout spécial dont le Tout-Puissant les a gratifiés pour le soulagement de tous.

De même que Dieu donne aux diverses classes d'animaux des instincts merveilleux, qui permettent d'accomplir, sans étude, des œuvres supérieures en adresse et en perfection à celle des hommes, et cela, suivant la fonction à laquelle ils sont destinés, — de même notre Père suprême donne aux individus dont je parle, l'instinct de la mission pour laquelle il les a créés.

Tels sont ceux qui, sans connaissance de géologie, indiquent où jailliront des sources ; ceux qui diront où gisent des minerais de différentes natures ; ceux pour qui le tact est devenu un sens révélateur des douleurs d'autrui, etc.; — enfin, ceux pour qui *l'urine sécrétée* surtout pendant la nuit, devient un miroir révélateur de l'ordre ou des désordres intérieurs du corps.

Assez de gens doués de ce don se sont succédé de siècles en siècles dans diverses contrées, pour qu'on leur ait donné un nom qui détermine parfaitement leur faculté. — On les a nommés : uromantes, (du grec ουρον , urine, — μανθεια, divination). En général, tous avaient un talent assez grand pour avoir laissé dans les provinces qu'ils habitaient de bons souvenirs et des regrets après leur mort. Aujourd'hui, il en existe beaucoup encore, et de célèbres, en Belgique, en Suisse, en Allemagne, en France, etc., — qui perpétuent, par leurs profondes connaissances du corps humain et de ses maladies, la considération qui leur est généralement accordée.

X

Les propositions que je viens d'établir relativement au système nerveux, à ses fonctions et à ses maladies, ne sont point chez moi à l'état d'utopie : — l'expérience et les faits me l'ont démontré.

Ce n'est pas seulement dans les affections nerveuses que la santé reparaîtra, après avoir rétabli les circulations, et après avoir rendu au sang ses qualités primitives ; mais toutes les maladies chroniques possibles cèdent à ce mode de traitement, pourvu qu'il n'y ait pas d'altérations trop profondes dans les organes. — En effet, le médecin peut rendre une fonction à un organe engourdi, le réparer s'il n'est pas trop endommagé; mais il ne peut refaire un organe détruit.

Un des médecins les plus célèbres de la capitale, M. Beau, médecin à la Charité, a soupçonné toutes ces choses et a décrit la DYSPEPSIE (mot qui signifie, digestion difficile, mauvaise nutrition). Il a bien démontré que tout était dans la nutrition pour le maintien de la santé; mais il a localisé cela à l'estomac.

C'est un éclair de génie, digne de ce grand médecin, homme distingué comme science, et lié à l'étude aussi par la passion de l'humanité.

Cependant je m'étonne que tous ces messieurs, sitôt qu'ils ont vu des désordres dans les fonctions digestives, les aient de suite attribués à l'estomac.

Broussais voyait partout des gastrites. — Pour M. Beau, ce sont généralement des névroses.

Cet organe ne digère pas à lui tout seul; et ses annexes : pancréas, foie, intestins, peuvent bien plus souvent être cause de ses désordres. — Qu'il y ait seule_ment un peu de sécheresse des muqueuses intestinales, que, par ce fait, le bol alimentaire ne soit pas expulsé ou élaboré dans le temps voulu, les aliments contenus dans l'estomac ne pouvant s'écouler librement, séjournent trop dans ce viscère; de là des aigreurs, des gaz, des nausées, la perte d'appétit...; et cependant l'estomac est innocent de tout cela. — Qu'il y ait un peu d'état bilieux; nous aurons d'autres phénomènes. — Un état rhumatismal, ou un simple petit refroidissement de l'intestin, ses fonctions ne seront plus régulières, ses sécrétions seront altérées, et l'estomac souffrira...., etc., etc.

La constipation, cette maladiè si commune, a, elle-même, autant d'origines différentes que les affections attribuées à l'estomac. Seulement, il en est de cela comme de toutes les maladies dont les symptômes ne sont pas assez évidents pour paraître au dehors. Le médecin s'égare ; mais les êtres clairvoyants dont j'ai parlé ne s'égarent pas.

Malgré la diversité d'opinion qui existe entre M. Beau et moi, nous dirons cependant ensemble : Rendez la nutrition, vous rendrez la santé ; mais j'ajouterai : pour rendre la nutrition, rétablissez les circulations ; fortifiez et purifiez le sang, afin que les principes nutritifs soient portés par tout le corps avec régularité, et le mal s'enfuira.

(835)—-Paris. Imprimerie de Paul DUPONT,
rue de Grenelle-St-Honoré, 45.